Dr P. Just Navarre

Hygiène et Tuberculose

Pulmonaire

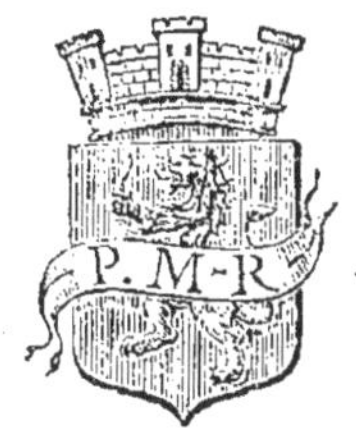

LYON

IMPRIMERIE MOUGIN-RUSAND

Rue Stella, 3

1891

HYGIÈNE ET TUBERCULOSE

PULMONAIRE

Dr P. Just Navarre

Hygiène et Tuberculose

Pulmonaire

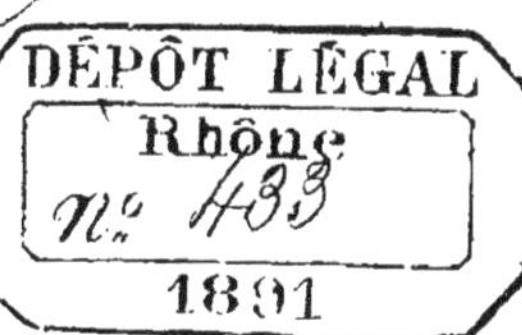

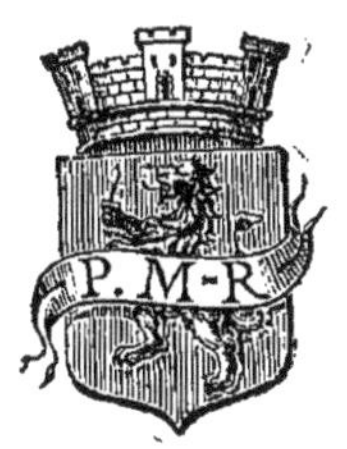

LYON

IMPRIMERIE MOUGIN-RUSAND

Rue Stella, 3

—

1891

HYGIÈNE ET TUBERCULOSE PULMONAIRE

S'il est un sujet de causerie que l'on puisse tirer de la clinique du Dispensaire de Lyon, c'est à coup sûr, la tuberculose en général, et plus particulièrement la tuberculose pulmonaire.

Le congrès de la tuberculose vient de finir ; le sujet est donc à l'ordre du jour ; mais ce n'est pas d'hier, et il y sera longtemps encore.

Je n'ai pas la prétention d'apporter ici des expériences inédites de laboratoire, ni de la thérapeutique transcendante. Pour être plus modeste, le terrain de la clinique et de l'hygiène me paraît plus sûr et du reste plus à ma portée.

Je voudrais émettre quelques idées pratiques et préconiser une application plus simplifiée d'une méthode de traitement bien connue par des travaux dejà nombreux.

Je n'ignore pas, en outre, que beaucoup des lecteurs du *Bulletin* sont du public extra médical, et c'est une seconde raison pour m'inviter à ne faire qu'effleurer le côté scientifique de la question.

I

La recherche outrée de « la petite bête » a fait perdre de vue à de certains médecins les hauts sommets de la pathologie générale. Il importe plus de connaître le terrain d'évolution, de culture du microbe, le tempérament en un mot, que le microbe lui-même.

Les anciens parlaient d'opportunité morbide. Qu'est-ce ? sinon le degré de réceptivité de l'organisme et son plus ou moins d'aptitude à permettre la prolifération de l'agent infectieux.

Alors même que seraient découverts et facilement reconnaissables tous les bacilles ou autres microbes nuisibles, leurs réactions *in vitro*, les conditions qui facilitent leur multiplication ou celles qui l'arrêtent ; alors même qu'il serait prouvé, comme on tend à le croire, que le même bacille inoffensif peut devenir un agent d'infection dans des circonstances données ; ou encore, que les sécrétions seules des microbes sont nuisibles, ou telle autre hypothèse plus ou moins ingénieuse, plus ou moins étayée de faits ; quel est l'esprit sérieux qui conclura de la connaissance exacte du mal à l'invention conséquente et immédiate du remède ?

Ne croit-on pas qu'il restera toujours à compter avec l'organisme et son degré de résistance ?

On pensera avec plus de raison que c'est le terrain qui fait le microbe, et celui-ci ne se développe que parce que l'organisme est favorable à sa genèse ou à sa prolifération.

Ne voyons-nous pas tous les jours un grand nombre s'exposer à la contagion typhoïdique ou tuberculeuse, et peu relativement en être frappés ?

La science biologique a gagné beaucoup à la découverte des infiniments petits ; l'hygiène préventive, l'hygiène thérapeutique même ont profité dans une large mesure de ces savantes études ; mais la médecine proprement dite, l'art de guérir par les médicaments n'a pas progressé autant qu'on veut bien le dire ou qu'on le croit généralement.

L'expérience de Koch n'a pas réussi : elle ne pouvait pas réussir. Elle était condamnée à l'avance comme est condamnée à l'insuccès toute tentative thérapeutique de la tuberculose pulmonaire, qui ne s'adressera pas à la fois, au bacille et au *porte-bacille*, à l'agent de la maladie et au terrain où elle évolue. Et il ne servirait de rien d'agir directement sur l'agent infectieux, si l'organisme n'était en même temps heureusement modifié.

La guérison de la tuberculose me paraît comporter deux actions thérapeutiques distinctes :

1° Tuer le bacille, sans tuer en même temps celui qui en est porteur ;

2° Mais aussi modifier le terrain de culture de ce même bacille, de façon à lui rendre la place intenable.

La deuxième action seule est actuellement à notre portée, et c'est l'hygiène thérapeutique qui nous en fournit les moyens.

Toutefois, je fais les réserves les plus expresses sur la méthode thérapeutique dite *sclérogène*, du professeur Lannelongue ; on ne saurait trop admirer, et la sagacité de ses tentatives, et la modestie de ses prétentions. Mais autre chose est d'espérer guérir une tuberculose localisée, par une méthode pour ainsi dire, chirurgicale ; autre chose, de prétendre, par une substance quelconque, reconstituer un terrain organique, le rendre réfractaire à la tuberculose, ou par une vaccination, incompatible avec elle.

Si les cas de contagion tuberculeuse sont indéniables et multipliés à l'envi depuis les mémorables expériences de Villemin, il est aussi au-dessus de toute discussion qu'on devient tuberculeux, en dehors de toute hérédité, comme en dehors de toute contagion.

Je citerai un fait pris dans la clientèle du Dispensaire, parce qu'il m'a frappé par une sorte de fatalité pénible.

Il y a environ quatre ans, je fus mandé dans le quartier de la Tête-d'Or, auprès d'une enfant de douze ans, atteinte de rhumatisme articulaire. Ce fut ma première entrevue avec une famille de onze personnes : le père, la mère, et neuf enfants. L'enfant traitée était l'aînée ; le dernier, âgé de quatre mois était au sein de sa mère. Celle-ci, très robuste campagnarde, à forte ossature, présentait tous les attributs de la santé et sa nombreuse lignée, qu'elle avait nourrie de son lait, l'avait laissée vigoureuse et agissante. Le père, plus petit, présentait le teint hâlé et légèrement terreux des habitants des Dombes ; il avait eu quelques fièvres intermittentes mais en somme se portait bien, et n'avait pas perdu une seule journée de terrassier depuis sa venue à Lyon. Ils étaient petits fermiers en Bresse et avaient cru mieux faire de venir chercher fortune à la ville. Les grands-parents vivaient encore des deux côtés. Quand je les vis pour la première fois, les enfants, les derniers surtout, étaient de belle apparence et de bonne venue et rien ne faisait supposer l'invasion prochaine du tubercule. Deux mois plus tard il n'en était plus de même.

Ils habitaient depuis six mois une seule pièce dans un rez-de-chaussée en contre-bas, sur le terrain des Hospices. La mère attribuait à cet habitat l'atteinte rhumatismale de sa fille aînée. Mais déjà les trois enfants premiers-nés, qui étaient des filles, présentaient des signes de ce que Bouchardat a appelé la « misère physiologique » première étape de la tuberculose. L'air *ruminé*, selon l'énergique expression du professeur Peter, ou *rerespiré* comme l'appelle le docteur MacCormac, avait déjà commencé son œuvre néfaste sur les trois fillettes, et elles s'étiolaient manifestement : 75 mètres cubes d'air confiné pour onze personnes ! Ajoutez à cela une alimentation insuffisante. Il n'en faut pas plus pour tuberculiser une famille.

Les trois fillettes ont succombé, toutes trois successivement aux environs de leur treizième année, à l'âge ingrat, qui ne mérite que trop son nom.

Sur mon conseil, aussitôt que l'expectoration se fit plus abondante chez l'aînée, on la renvoya aux grands-parents, à la campagne ; cela n'a pas préservé les autres.

Voilà quatre mois que j'ai perdu de vue ces pauvres gens. Le père et la mère continuaient à se bien porter, un petit garçon, robuste comme la mère restait l'aîné, mais une petite fille qui suivait était déjà pâlotte. — Que deviendront les autres ? — Et qu'est la fièvre typhoïde auprès de ce fléau ?

Voilà comment on se tuberculise.

Quand j'ai commencé mes études médicales, il courait par l'école l'aphorisme : On naît tuberculeux, et l'on devient phtisique. On entendait par là que nul ne devenait phtisique s'il n'y était héréditairement prédisposé. Puis les faits de contagion sont devenus nombreux et probants, et ce que l'on considérait comme un préjugé populaire est devenu une vérité médicale. Seulement, au lieu d'incriminer la cohabitation et l'haleine des tuberculeux, on a établi que le grand danger de contagion résidait dans les crachats desséchés, réduits en poussières impalpables, poussières respirées par les contagionnés.

Est-ce à dire que nous ne devions plus tenir compte de l'hérédité? Ce serait consolant pour les enfants de phtisiques de pouvoir leur affirmer hardiment, comme de certains médecins le prétendent, que la tuberculose n'est pas héréditaire.

Si les faits et les expériences apportés par MM. Vignal et Hutinel au dernier congrès de la tuberculose paraissent établir que les enfants, nés de parents tuberculeux, ne présentent pas de lésions tuberculeuses dans la première année, et semblent par là devoir infirmer la loi fatale de l'hérédité, il reste cependant, que si l'on ne naît pas forcément tuberculeux, on naît de par ses ascendants, tuberculisable.

Et ceci m'amène à formuler les deux propositions suivantes qui feront l'objet de la présente étude.

1° Une hygiène bien entendue peut guérir la phtisie.

2° Une hygiène bien entendue peut supprimer la phtisie.

II

Hygiène thérapeutique.

Il n'y a plus de systèmes en médecine et quelques esprits arriérés seuls peuvent parler encore de « médecine orthodoxe ». C'est la gloire de notre fin de siècle d'avoir établi une médecine vraiment scientifique, où les théories sont négligées pour les faits.

Mais la thérapeutique sera toujours un art distinct du savoir le plus vaste et le plus solide, et fait d'autre chose. Tout médecin peut prétendre à la technique, si compliquée soit elle ; — le tact, l'opportunité thérapeutiques resteront toujours l'apanage d'un petit nombre.

La sagesse de tous les temps et de tous les pays a fait émettre aux médecins des aphorismes tels que : « Il n'y a pas des maladies, il y a des malades. » — « C'est le malade qui fait sa maladie, » etc... Et cependant, toujours on voit la tendance à généraliser la description d'un mal, comme à poser des règles de thérapeutique invariable.

Deux sortes de gens donnent dans ce travers :

Les gens vulgaires et ignorants, qui croient facilement aux équations en médecine : maladie nº 20, remède nº 20. Ce sont les clients habituels des pharmaciens ; les victimes de leur mercantilisme, allais-je dire, si je ne savais très bien quels hommes instruits et honorables il y a parmi eux.

Et certains savants de laboratoire, qui imaginent trop aisément que la connaissance complète du mal et sa thérapeutique rationnelle dépendent uniquement de la découverte du microbe infectieux et de son antidote. Il est un autre facteur, le plus important peut-être, qu'ils négligent volontiers : le terrain d'évolution de la maladie, le champ d'action du remède, l'organisme, la constitution particulière de chaque malade, cela, en un mot, qui toujours, et chaque fois d'une façon différente, réagit sur la maladie et le remède appliqué, modifiant la marche de l'une et l'activité thérapeutique de l'autre.

Ceci posé, la tuberculose pulmonaire est-elle curable ? Avons-nous des agents médicamenteux qui puissent sûrement amener ce résultat ?

Oui, il y a remède à la tuberculose.

Non, nous ne possédons aucun agent médicamenteux qui en amène sûrement la guérison. Je vais plus loin. Il n'est pas prouvé qu'un médicament ait jamais amélioré un tuberculeux en agissant seulement sur le tubercule ou le bacille, et non en modifiant l'état général. Il n'y a pas, et bien des médecins doutent qu'on puisse trouver jamais, de spécifique contre la tuberculose.

On voit assez ce que je veux dire en distinguant ainsi le médicament du remède, et que, si je n'ai qu'une médiocre confiance à l'huile de foie de morue, à la créosote, aux injections de gaïacol, voire même à la kochine et à la chirurgie du poumon tuberculeux de MM. Truc, Poirier et Janesco, j'ai une foi absolue, non dans l'infaillibilité de l'hygiène thérapeutique, mais dans sa puissance. Là où elle ne réussit pas, rien n'y fera ; et les autres moyens sont nuisibles sans elle, soit qu'ils hâtent les inévitables déchéances organiques, soit qu'ils ralentissent les fonctions digestives.

Quand Pidoux a dit : « La phtisie n'est pas une maladie qui commence, c'est une maladie qui finit, » il a voulu faire entendre qu'elle était la terminaison possible et fréquente de certains états chroniques, dépendants de l'herpétisme, de la goutte ou du rhumatisme.

a. Je ne dirai qu'un mot de cette phtisie terminale.

On s'accorde à reconnaître deux grandes causes de tuberculisation :

b. L'insuffisance de l'alimentation.

c. L'insuffisance des actes respiratoires.

a. La bonne chère, et par là, j'entends l'alimentation quotidiennement substantielle, sans excès apparents, use le cœur et les vaisseaux d'une façon inconsciente, mais sûre. Le médecin peut seul en avertir à temps le malade. Quand celui-ci ne s'arrête que sur les propres avertissements de sa machine, il est toujours trop tard. C'est la raison de ces catastrophes soudaines qui terrassent les puissants.

Mais la bonne chère est aussi une cause fréquente de diabète, et la tuberculose vient souvent terminer le drame pathologique, si joyeusement commencé.

Par parenthèse, admettrons-nous dans ce cas et d'autres analogues la spécificité de l'affection ? Et n'est-il pas évident que le bacille n'aurait jamais évolué, si le terrain ne lui avait été rendu favorable par la déchéance arthritique ?

Mais la question est trop vaste pour être traitée ici.

b. L'inanitiation par les voies digestives peut commencer de bonne heure. Elle débute souvent avec la première cuillerée de soupe qu'une nourrice malfaisante donne au nourrisson au lieu de son lait. Elle se continue avec la pauvreté nutritive des substances qui font l'alimentation habituelle du pauvre, le pain, les pommes de terre, les légumes.

Mais je m'empresse de reconnaître que l'alimentation insuffisante, telle qu'on peut l'observer de nos jours, ne produirait pas à elle seule la tuberculose, si l'empoisonnement par l'air confiné des villes ne venait ajouter à cette cause de déchéance.

Dans certaines campagnes, en effet, sur les hauteurs même des environs de Lyon, bien des gens n'ont goûté de viande fraîche de leur vie, se nourrissant de pain de méteil, de porc salé, de légumes et de caillé. On y observe des anémiques, surtout chez les jeunes filles, que l'on fait travailler jeunes aux champs ; on y observe des manifestations scrofuleuses, du rachitisme, voire même des tumeurs blanches, mais non de la phtisie pulmonaire, du moins née sur place.

c. Il semble donc que l'*inanitiation* par les voies respiratoires (l'expression est du professeur Peter), reste le facteur principal et l'agent essentiel de la tuberculisation, en dehors des cas avérés de contagion.

Il n'est pas un médecin, s'il veut bien remémorer ses souvenirs, qui ne puisse rappeler plusieurs faits analogues à celui que je citais au début de cette causerie : absence de toute hérédité — vie indemne à la campagne — venue à la ville — air confiné, *rerespiré* — étiolement — troubles nutritifs — tuberculisation finale.

Attribuer, comme je viens de le faire, la tuberculisation pulmonaire à l'insuffisance de l'hygiène, c'est du même coup indiquer les remèdes à lui opposer.

Suivant le vieil adage, c'est à sa naissance qu'il importe de dépister la tuberculisation commençante. L'intervention de l'hygiène thérapeutique est merveilleuse à ce moment.

On sait le début et combien insidieux.

Généralement aux environs de la puberté, ou quelques années après, on voit survenir des palpitations, quelquefois un bruit de souffle anémique, de la gastralgie, des troubles digestifs, du dégoût pour les viandes, toutes choses faites pour dérouter, si l'on n'auscultait minutieusement et à plusieurs reprises les sommets du poumon, où l'on finit par découvrir quelques saccades intermittentes à l'inspiration.

Intervenant à ce moment, l'hygiène est toute puissante et au bout de quelques mois de vie au grand air, on est agréablement surpris de tout voir rentrer dans l'ordre. Quant aux parents, ils ne manquent pas de croire que nous avons exagéré nos craintes et que leur enfant avait tout simplement un peu d'anémie. Les mêmes errements recommencent et de tristes résultats ne manquent pas de s'ensuivre.

Quelles sont donc les règles hygiéniques à poser ? Oh ! les plus simples possibles. Il n'est pas nécessaire d'aller à Davos, à Gübersdorf ou à Falkenstein, pour faire une cure d'air, de diététique et d'hygiène générale. Les indications sont :

1° Vivre le plus possible au grand air pendant le jour.

2° Aérer la chambre à coucher pendant la nuit.

3° Entretenir les fonctions de la peau.

4° Alimenter le plus possible.

5° N'endurer aucune fatigue physique.

Examinons ces diverses indications et nous allons voir combien il est facile de les remplir.

1. — Je n'attache pas grande importance à l'altitude, où pour dire le fond de ma pensée, je ne crois pas au bienfait des grandes altitudes, celles dépassant 1000 mètres. J'estime qu'entre 400 et 800 mètres, l'air a les bonnes qualités de pureté et de pression que je recherche pour les tuberculeux en traitement. Il est encore moins nécessaire, à mon sens, d'aller chercher dans le midi, en hiver, une température plus égale, plus chaude ou un air plus vivifiant. Outre qu'on s'expose à ne pas le trouver, ce n'est pas *un air* qui guérit, c'est *l'air*. Et je ne redoute que le froid humide. L'été de nos régions présente une moyenne de 18 à 20 degrés pendant le jour, très suffisante pour vivre au dehors. Quant à l'hiver, il est facile d'obtenir 8 à 10 degrés dans l'intérieur d'une maison, à la campagne, et je n'en demande pas davantage, pour qu'au bout de quelques jours, le phtisique ne supporte très bien cette atmosphère, qui est bien la température minimum que l'on puisse observer dans une maison chauffée par de bonnes cheminées ; je dis cheminées et non calorifère ou poêle, j'en dirai tout à l'heure la raison.

A vouloir trop préciser les indications des climats, des altitudes, des diverses stations, du plus ou moins d'humidité de l'air, on en arrive à une minutie pénible, à une sorte de byzantinisme médical. On rencontre, en effet, des médecins qui, non contents de faire suivre à leurs malades un itinéraire de stations climatériques, font encore varier leur habitat dans la même station, selon le mois, le vent régnant, ou l'état de leur système nerveux.

Je retrace ici l'itinéraire prescrit par un médecin anglais à une de ses riches compatriotes, tel que je l'ai relevé sur sa consultation.

Elle avait quitté Londres vers la mi-novembre 1890. Elle avait passé au Caire et dans la Haute-Egypte les mois de décembre, janvier et février ; s'était embarquée à Alexandrie, vers les premiers jours de mars, pour venir passer les mois de mars, avril et mai, dans notre station de Pau. De là elle s'était rendue à Montreux, où elle avait passé le mois de juin et la moitié de juillet. Quand je l'ai vue, elle se rendait de Montreux au Mont-Dore, où elle devait faire une saison, puis revenir à Montreux jusqu'à la fin de septembre, et enfin hiverner à Cannes.

Le praticien anglais avait tout prévu, sauf que ces nombreux déplacements pourraient bien abréger le temps de vie nécessaire à accomplir ce programme détaillé. Pauvre petite Anglaise ! J'avais essayé de la faire contrevenir à la prescription qu'elle accomplissait avec cette ponctualité que ses compatriotes apportent en toutes choses. Elle est morte au Mont-Dore, quelques jours après son arrivée. Je ne doute pas qu'elle n'eût longtemps survécu, si on l'avait simplement installée en pleine campagne, soumise à l'aération continue, et entourée de tous les soins que lui permettait sa grande fortune.

2. — L'aération de la chambre à coucher est l'indication la plus importante à remplir. Il n'est pas besoin pour cela d'appareil dispendieux de ventilation, ni des vitres perforées de l'ingénieux M. Trélat, ni de vasistas bruyants ou incommodes. Pour assurer l'aération de la chambre à coucher du phtisique, il suffit qu'elle ne soit pourvue ni de rideaux, ni de tentures, ni de tapis, ni de bourrelets aux portes et aux fenêtres. Une large cheminée et un des carreaux de la fenêtre à guillotine suffisent avec cela, pour assurer en hiver, un renouvellement continu de l'atmosphère du malade, et empêcher la RUMINATION de l'air.

Le plancher sera ciré et les murs peints à l'huile, faciles à laver.

Les calorifères et les poêles n'échauffent qu'en ralentissant la circulation de l'air ; ce sont de détestables agents hygiéniques et ils doivent être impitoyablement proscrits de la maison du tuberculeux.

Ce que Fonssagrives a appelé « la luminosité », est aussi un facteur hygiénique qu'il importe de ne pas négliger.

Le docteur Koch a prouvé la vérité scientifique des vues cliniques de ce maître, en démontrant l'action destructive de la lumière sur les bacilles de la tuberculose. Comme les malfaiteurs vulgaires, ils opèrent dans l'ombre.

La chambre du phtisique n'aura pas de volets afin que le jour la pénètre de l'aurore au crépuscule. Il vaut mieux les supprimer autant qu'il est possible, pour éviter ainsi à l'entourage la tentation de les fermer à certaines heures. Au bout d'un peu de temps, le malade n'en dort pas moins bien.

Enfin, il ne suffit pas que l'air de la chambre soit continuellement renouvelé, il faut aussi qu'il ne soit pas contaminé. Il semble qu'on n'ait pas besoin de recommander de ne pas cracher par terre, tant cette habitude est dégoûtante. La bonne éducation se trouve ici d'accord avec la bonne hygiène. Dans l'espèce, cette pratique déplorable constitue le grand danger; quelques-uns disent l'unique danger. C'est en effet le crachat desséché réduit en poussière et balayé par la suite, qui est le véhicule le plus habituel du bacille de Koch. Il est des ménagères qui ont la sainte horreur de la poussière. Que leur terreur est légitime ! Les tapis, les grands rideaux, le velours des fauteuils, tout ce que le luxe accumule dans nos intérieurs sont autant de réceptacles possibles des poussières malsaines. Voilà pourquoi l'hygiéniste les bannit de la chambre du tuberculeux.

Le tuberculeux, pour la même raison, ou mieux encore, QUICONQUE TOUSSE ne doit jamais cracher dans son mouchoir. La règle absolue est le crachoir ; à son défaut, une assiette creuse que l'on videra dans le feu, plusieurs fois par jour. Ni sable, ni son de bois dans le crachoir : de l'eau.

Certains hygiénistes recommandent d'y verser une solution phéniquée. Outre que la solution doit être très forte pour tuer le bacille, l'odeur en est souvent incommode au malade. Je crois cette pratique inutile. Une propreté minutieuse du crachoir suffit, surtout si l'on a le soin de le plonger de temps à autre dans l'eau bouillante.

3. — L'entretien des fonctions de la peau s'obtiendra en suivant la pratique de Brehmer. Elle est complètement inoffensive et le malade ne tarde pas à s'en féliciter.

On frictionne rudement, à sec d'abord, de manière à rougir la peau, la partie du corps à lotionner ; on commence par le devant de la poitrine ; puis on plonge l'éponge dans de l'eau à 12 degrés, on l'exprime plus ou moins fortement selon le degré de sensibilité du malade et l'on passe rapidement sur la partie frictionnée. Toutes les régions sont ainsi frictionnées, lotionnées, puis essuyées vivement avec la serviette éponge (1).

La fièvre, loin d'être une contre-indication aux lotions froides, doit au contraire inviter à les rendre bi-quotidiennes.

Cette pratique est la plus difficile à faire accepter, non du malade, mais de l'entourage, toujours plus ou moins imbu de préjugés. Avec un peu d'insistance et de douce fermeté, on parvient à la mettre en œuvre ; et l'on arrive bientôt à l'effet voulu, en ayant soin de graduer l'impression de l'eau froide. Il suffit pour cela d'exprimer plus ou moins l'éponge.

4. — L'alimentation, la suralimentation même (je ne parle pas du gavage), n'exigent qu'un peu de complaisance de la part de l'estomac. Heureux les phtisiques qui s'alimentent bien !

Les aliments doivent être substantiels sous un petit volume : les œufs, le lait, les viandes grillées et rôties, chaudes ou froides, le jambon fumé, remplissent bien ces conditions. De quatre à six repas par 24 heures, selon la tolérance du malade. Mais je ne saurais trop désapprouver la pratique de certains

(1) Quelques malades très maigres et très impressionnables ne peuvent pas supporter les frictions. Ne pas insister, les lotions suffisent, et j'ai pour ma part souvent contrevenu à la formule de Brehmer.

médecins, qui font réveiller la nuit le phtisique pour le faire manger. En outre, le vin et le cognac seront donnés à doses modérées, mais quotidiennes et égales.

5. — La cinquième indication de n'endurer aucune fatigue physique comprend, non seulement la défense de l'abus de l'exercice, mais encore la prescription très instante de se préserver du froid humide. Un thermomètre, un baromètre, un baroscope ou un hygromètre seront à la portée du malade et il ne tardera pas à les consulter souvent et à comprendre leurs indications.

Est comprise aussi dans cette prescription, l'abstinence du tabac et de l'acte conjugal.

Voilà donc un programme simple, facile, peu dispendieux, abordable à toutes les situations de fortune, qui n'exige, ni de lointains déplacements, ni des installations luxueuses (le luxe est l'ennemi de l'hygiène). Il m'a été donné d'en voir des résultats très satisfaisants, je voudrais faire partager ma conviction à beaucoup.

Par ces seuls moyens, la première période de la phtisie est toujours curable. La deuxième l'est souvent et j'en pourrais citer des exemples. Quant à la troisième, bien que des hommes honorables aient affirmé des guérisons, si j'en jurais, ce ne serait que sur la foi du livre. Et cependant, même dans cette période hectique, je ne conseillerais pas d'autres méthodes à suivre, les jugeant toutes, ou moins bonnes, ou plus offensives.

Je dirai quelques mots de l'air marin.

On n'a jamais que je sache, bien nettement distingué, l'air des côtes, de celui que l'on respire en haute mer. On parle communément des effluves marins et de leur action vivifiante; cette bienfaisante influence est trop évidente sur les strumes et les tuberculoses articulaires, pour qu'on puisse la mettre en doute. Mais les effluves salins sont dus, non pas à la mer directement, mais aux algues, au goémon, à tout ce qu'on connaît sous le nom collectif de varech ; aux sables et aux rochers eux-mêmes, abandonnés par la marée et livrés à l'action solaire. Cela est si vrai que, en haute mer, on ne retrouve l'odeur saline qu'en deux circonstances. S'il y a de l'embrun, c'est-à-dire, quand la brise est assez forte pour fouetter vivement et égrener la crête des lames, mélangeant ainsi à l'air une sorte de pulvérisation d'eau salée. Ou bien encore, dans la mer dite des Sargasses, entre les Açores, les Canaries et les îles du Cap Vert, où l'étrave coupe d'immenses bancs de cette algue bizarre, qu'on a appelée le raisin des tropiques, *Sargassum bacciferum.*

En haute mer, l'air est simplement, mais admirablement pur ; c'est beaucoup ; c'est tout. C'est le plus pur que l'on puisse respirer, constamment renouvelé qu'il est, par le fait du vent et de la progression du navire.

Quelle est l'action de l'air marin sur la tuberculose pulmonaire ? Deux de mes maîtres ont étudié la question et ont conclu différemment, pour avoir envisagé deux faces différentes du problème,

J'accompagnais, en 1872, le premier convoi des déportés de la Commune à l'île des Pins et à la presqu'île Ducos. Ils étaient 600 hommes entassés dans les batteries de la « *Guerrière* » et prenaient l'air sur le pont, par bordées, deux heures par jour, quand le temps et la manœuvre le permettaient. Une commission médicale avait prononcé à leur départ de l'île d'Aix, sur leur validité et, si quelques-uns pouvaient avoir quelques symptômes douteux, il est certain qu'aucun d'eux n'avait les signes avérés d'une tuberculose commençante. La traversée fut longue et dura 142 jours. Tant que le navire se trouva dans les beaux parages des mers tropicales, la santé se maintint assez bonne ; si les manœuvres ne permettaient pas toujours l'accès du pont, l'état de la mer permettait du moins l'ouverture des sabords, et les batteries étaient largement ventilées. Mais, après avoir dépassé le 25e degré de latitude sud, les gros temps et les grandes brises d'ouest ne permettent plus l'ouverture des sabords, qui restent fermés pendant 50 jours, et l'air confiné ne tarde pas à produire ses effets habituels. Nous eûmes quatre décès par phtisie pulmonaire durant cette longue série de jours mauvais et parmi les débarqués à la Nouvelle-Calédonie, six présentaient des signes avérés de tuberculose.

Voilà qui est fait pour donner raison à M. Rochard.

D'un autre côté, en 1874, faisant la traversée de Lisbonne à la Martinique, j'observai deux cas bien différents. Nous avions à bord, parmi les passagers, un fonctionnaire colonial, sa fille, âgée de seize ans, et un pauvre diable de matelot noir, que le climat d'Europe avait tué, comme il tue les singes, par la phtisie. Il achevait de mourir et, par pitié, un conseil de santé lui avait permis de partir pour revoir sa savane ; mais nous n'avions que peu d'espoir de l'y amener. La fièvre hectique le minait.

Cette traversée de Lisbonne à la Martinique est bien la plus ravissante que l'on puisse faire sur un navire à voiles. Bientôt pris par l'alizé du nord-est, le bateau s'incline doucement sous l'effort régulier du vent : la chaleur du jour est tempérée par ce souffle du nord, la variation nychthémérale est à peine de quelques degrés et les nuits sont plus délicieuses encore. La brise souffle d'une façon si uniforme qu'on est quelquefois quatre jours sans toucher aux manœuvres : c'est le pays de cocagne des matelots.

Le fonctionnaire me confia au début de la traversée, que sa fille, qui jusque-là s'était bien portée, était depuis quelque temps bizarre et capricieuse, que son appétit était irrégulier, et qu'elle se plaignait fréquemment d'une sensation de brûlure au creux de l'estomac. Je l'auscultai attentivement, et, à plusieurs reprises, je surpris des saccades à l'inspiration, au sommet gauche. Je ne doutai pas un instant que cette jeune fille ne fût en puissance de tuberculose et je fis part de mes craintes au père.

J'étais plein à ce moment des admirables leçons de Fonssagrives sur l'hygiène. Je proposai donc à la jeune personne de s'installer à demeure sur le pont, avec l'autorisation du commandant, et d'y passer la nuit, bien enveloppée de laine et couchée dans son fauteuil long en rotin. Je lui fis la promesse d'abord qu'elle ne s'ennuierait pas un instant et l'assurai ensuite que c'était le seul moyen de guérir sa gastralgie.

Quant au noir je l'installai d'office sur l'avant du navire, à un endroit où il ne dérangeait pas les manœuvres, et lui fis défense de descendre à l'infirmerie.

Le résultat fut celui que j'attendais. La jeune fille avait retrouvé sa gaîté, son appétit régulier en arrivant à Fort-de-France, et ne présentait plus de symptômes inspiratoires, en même temps qu'avaient disparu ses maux d'estomac. Le pauvre nègre, lui, présentait toujours ses cavernes, mais la fièvre était tombée, l'expectoration était considérablement diminuée et la nutrition renaissante avait remis un peu de chair sur ses os. Depuis, j'ai renouvelé plusieurs fois cette heureuse expérience dans les mers tropicales.

Les Anglais n'ont pas comme nous la peur de l'inconnu et les déplacements leur coûtent peu. Au lieu de les envoyer hiverner à Madère, où ils meurent aussi bien qu'à Menton, je n'hésiterais pas, pour ma part, à leur conseiller, comme à tout malade fortuné, de promener leurs tubercules de Madère aux Antilles sur le pont d'un navire à voiles.

Je suis absolument convaincu de l'efficacité rapide de ce traitement dans la première et la seconde période. Quant à la troisième période, le terme fatal ne pourrait être que reculé.

M. Lauriston Shaw (1), de la marine anglaise, a cru pouvoir formuler les indications suivantes des voyages en mer. On les conseillera : 1° aux hémoptysiques n'ayant d'autre symptôme qu'une faiblesse générale ; 2° aux sujets qui toussent beaucoup sans autres signes physiques locaux ; 3° à ceux qui sans toux ni expectoration, mais ayant des antécédents héréditaires, commencent à dépérir et à perdre leurs forces. Il recommande

(1) *British medical journal*, mars 1889.

le voyage sur un voilier, à destination de Madère, du Cap, de l'Australie et de l'Amérique du Sud.

On le voit, pour le médecin anglais, c'est la première période seule, ou mieux la période prémonitoire de la tuberculose pulmonaire qui est justiciable des voyages en mer. Eh ! bien, quiconque connaît, autrement que par ouï dire, les grosses mers du Sud, entre le 40° et le 50° degré de latitude, route habituellement suivie par les voiliers, ne pourra s'empêcher de désapprouver un tel programme.

Je le répète, c'est la pureté de l'air seule, qui agit en haute mer. Pour en pouvoir jouir et bénéficier, il faut vivre sur le pont du navire, et par conséquent, ne pas quitter les parages des alizés du nord-est ou du sud-est. Dans ces conditions toutes les périodes de la phtisie peuvent être améliorées par le voyage en haute mer.

III

Hygiène préventive.

Toute faute hygiénique se traduit par une déchéance de l'organisme, et toute déchéance organique peut être un acheminement vers la tuberculose. A ce compte, l'hygiène entière, publique et privée rentrerait dans la prévention de la tuberculose.

Aussi bien, personne ne conteste que nous aurions moins de tuberculeux à la ville, si nos édiles nous avaient donné des rues plus larges, des maisons moins élevées, des loges de concierge plus éclairées, des logements d'ouvriers plus salubres, de l'eau en abondance et des squares plus nombreux et plantés d'arbres.

D'un autre côté, moins apte à se tuberculiser, deviendrait l'habitant des villes, s'il ne contrevenait si souvent aux lois de l'hygiène privée.

Je signalerai en passant, dans les mesures de prophylaxie générale de la tuberculose, la surveillance des abattoirs et des laiteries, que l'Académie de médecine a recommandée à l'attention des pouvoirs publics. Les viandes des animaux tuberculeux, le lait des vaches tuberculeuses sont en effet les deux sources où la population pauvre des grandes villes vient faire provision du dangereux bacille.

L'Académie n'a pas manqué de s'élever en outre contre ce préjugé dégoûtant, qui pousse un grand nombre de personnes à aller boire du sang chaud dans les abattoirs. La pratique est des plus dangereuses et du reste sans aucune efficacité.

Mais j'examinerai rapidement ici l'hygiène préventive des prédisposés, des candidats à la tuberculose.

Ces terrains bacillisables, quels sont-ils ?

En premier lieu les héréditaires. J'ai parlé plus haut des communications de MM. Vignal et Hutinel au congrès de la tuberculose. Leurs conclusions ne me paraissent pas découler des prémisses. De ce que, sur 102 enfants nouveau-nés, on n'a constaté à l'autopsie que 3 cas de tuberculose, est-on en droit de conclure à la non-hérédité de l'affection ? Un enfant né d'une mère syphilitique pourra ne présenter aucun signe suspect à sa naissance, cela ne l'empêchera pas de se couvrir de pemphigus quelques semaines après. D'un autre côté, on sait que des syphilis parenchymateuses, manifestement héréditaires, ne se révèlent quelquefois que très tardivement.

M. Landouzy a aussi présenté sa statistique qui repose sur des diagnostics nécroscopiquement constatés. 21 0/0 des décès survenus chez des enfants de 1 à 2 ans, sont dus à la tuberculose. Voilà bien un argument sérieux en faveur de l'hérédité.

Mais héréditaire ou non, la tuberculose menace les descendants des tuberculeux. Voilà qui est admis par tous. Que l'on hérite le germe, ou que l'on hérite la prédisposition morbide, au point de vue de l'hygiène préventive, c'est tout un, et tout enfant né de parents tuberculeux, doit être isolé d'abord de ce milieu, éloigné ensuite de tout foyer de contagion, j'entends par là, de l'asile, de l'école, du collège, de l'usine, du magasin, ou de l'atelier à nombreux personnel, enfin de la ville elle-même.

Dès 1888, M. Landouzy a appelé l'attention sur deux genres de terrains tuberculisables, qu'il a dénommés : le terrain vénitien et le terrain variolisé.

Selon cet auteur, maître en la matière, les individus à peau blanche et fine, marbrée de veinules, présentant une teinte bleue de l'iris et une coloration rouge ou rousse du système pileux ; à sueurs faciles, à chairs molles et de formes élégantes, sont des candidats à la tuberculose, éminemment bacillisables. Pour n'effaroucher personne, il a dénommé « terrain vénitien » ce genre de tempérammment. Il a ainsi constitué le *vir rufus*, à côté du « *vir pilosus tuberculosus* » des anciens. Ce sont des remarques qu'il est facile à chacun de vérifier, surtout à la ville.

Le même auteur a aussi appelé l'attention sur les variolisés et a cru pouvoir formuler que : tout individu variolisé devient candidat à la tuberculose, et, tout individu variolisé est suspect de tuberculose.

A ces observations j'ajouterai la remarque suivante qu'il m'a été donné de vérifier bien des fois.

Les personnes revaccinées avec succès sontdes terrains facilement bacillisables et je les considère comme des candidats à la tuberculose. (1)

Les diathésiques héréditaires, scrofuleux, arthritiques, herpétiques sont aussi des prédisposés. Un père goutteux, une mère rhumatisante ; un père eczémateux, une mère lithia-

---

(1) Tout récemment encore, j'ai revacciné 27 agents des Postes et Télégraphes, avec du vaccin frais de génisse, qui m'a été adressé de l'Académie de médecine par les soins de M. Marc Sée. Je n'ai eu qu'un succès, et précisément sur un facteur auxiliaire qui avait présenté une hémoptysie l'an dernier et dont j'ai dû, pour ce fait, ajourner la titularisation.

sique donnent naissance à des enfants qui deviennent aisément tuberculeux.

D'après M. Lancereaux, la laryngite striduleuse serait fréquente chez les enfants prédisposés au tubercule.

Les coqueluches interminables doivent éveiller l'attention du médecin sur la nature du terrain. Je serais volontiers tenté de ranger ces enfants parmi les prédisposés, alors même qu'ils finiraient par se rétablir complètement de leur coqueluche et ne deviendraient pas tuberculeux à la suite, comme cela se voit fréquemment.

Enfin les convalescents des fièvres éruptives, rougeole, variole, scarlatine, de la fièvre typhoïde, et tous les débilités, soit par privations, soit par excès alcooliques ou autres, doivent encore être rangés parmi les candidats à la tuberculose.

A tous ces prédisposés est applicable le même principe d'hygiène préventive : fuir les foyers de contagion et déserter la ville pour la campagne.

Il faudrait que le médecin eût assez d'autorité dans la famille pour imposer, pour ainsi dire, sa volonté dans le choix d'une vocation. « Mon fils est admirablement doué pour les mathématiques et j'en veux faire un polythecnicien, » dira le père. — « Si vous voulez qu'il vive, vous en ferez un propriétaire campagnard », répondra le médecin dûment autorisé. Quant aux enfants des ouvriers, s'ils ne sont pas assez robustes pour qu'on les livre aux travaux des champs, les petites villes et les villages leur offriront des emplois moins pénibles et suffisamment lucratifs.

A l'encontre de MM. Vignal et Hutinel, je pense que si tous les tuberculisables étaient éloignés ainsi, systématiquement, par suite d'une grande conspiration médicale, des foyers permanents des grandes villes, nous compterions alors aussi peu de cas avérés de contagion, que nous en comptons beaucoup aujourd'hui.

Je ne sais quelle fine mouche de femme a dit : Ceux qui perdent l'esprit, ne perdent généralement pas grand'chose. On pourrait dire : Ceux qui accueillent le bacille contagieux et lui permettent de proliférer, n'attendaient qu'une occasion pour devenir tuberculeux.

A cette inepte phrase qui revient à tout instant sur les lèvres des gens du monde : « La chirurgie a fait des progrès, mais la médecine pas, » nous pouvons fièrement répondre : Deux maladies décimaient l'humanité, la variole et la fièvre typhoïde ; nous pouvons aujourd'hui les ranger parmi les maladies *évitables*, selon le mot du docteur Brouardel. Et, si l'hygiène publique avait plus de partisans convaincus parmi nos gouvernants et nos édiles ; si l'hygiène privée nous trouvait tous dociles à ses enseignements, je ne doute pas que nous ne puissions, dans un temps prochain, compter aussi la tuberculose parmi les maladies évitables.

La thérapeutique médicamenteuse, c'est la thérapeutique des expériences ; la thérapeutique hygiénique, c'est la thérapeutique des résultats.

IV

Les partisans de la cure d'air par les fenêtres ouvertes, ou pour mieux dire, par l'aération continue de la chambre à coucher, deviennent de plus en plus nombreux. Mais chacun a sa méthode qu'il préconise, et les accessoires de la cure masquent bientôt le principal agent. Elle devient ainsi très onéreuse, inabordable pour les petites bourses et la classe ouvrière.

Dans une lettre que le Dr Nicaise, écrivait naguère au Directeur de l'Assistance publique, frappé avec tant d'autres de l'encombrement des salles d'hôpitaux par les phtisiques, des maigres bienfaits qu'ils retiraient de leur séjour, du danger qui en résultait au contraire pour les autres malades, cet éminent hygiéniste demandait la création d'asiles spécialement destinés aux phtisiques.

Mais créer un sanatorium dans le Midi, le chauffer à l'eau chaude de façon à obtenir une température minimum de + 11°, faire des chambres de quatre lits, tout cela me paraît fort coûteux. Pour être pratique l'hygiène thérapeutique doit être à bon marché.

Mon programme est plus modeste. Toute maison à la campagne, exposée au levant et au midi, me suffit, pourvu qu'elle soit bien munie de larges fenêtres et de bonnes cheminées. La seule modification que j'apporte est la fenêtre à guillotine ; encore, une ou deux vitres par chambre, ainsi installées, me suffisent-elles.

M. Nicaise fait jouer un grand rôle à l'égalité de la température et demande une moyenne régulière de + 11°.

Je pense qu'il n'y a pas à s'inquiéter autrement de la température, et qu'il faut prendre le temps comme il vient, en variant les précautions. Le phtisique s'accommode très bien, en hiver, du climat de nos régions, à une altitude qui peut varier de quatre à huit cents mètres. Il n'y a qu'à faire l'expérience pour vérifier l'exactitude de ce fait. Tel tuberculeux qui grelottait dans son appartement de ville, dans une atmosphère artificiellement portée à 18°, supporte à la campagne, une température de + 8°, et ne s'en plaint point. Les refroidissements ne sont à craindre que s'ils sont brusques, et de ceux-là, il est toujours facile de se défendre. L'atmosphère de serre tempérée, que l'on recherche communément, est faite pour rendre le malade plus susceptible encore. C'est à l'aguerrir qu'il faut tendre au contraire.

Toujours dans la même pensée, M. Nicaise recommande les persiennes. Il leur donne une certaine importance pour régulariser la température et empêcher le rayonnement de la chaleur intérieure de la chambre, pendant la nuit.

On ne se refroidit pas au lit, quand on est suffisamment couvert. Les expériences de Davos et de M. Sabourin au Canigou, sont là pour le confirmer. Quant aux persiennes, elles ont le grand inconvénient, à mon avis, de supprimer la visite matinale du jour et du soleil ; car, j'imagine que si l'on n'oublie pas de les fermer le soir, on oubliera souvent de les ouvrir le matin avant l'aurore. Si mon malade est fortuné, je conseille des doubles fenêtres, avec des guillotines qui ne correspondent point.

Que pouvons-nous au Dispensaire général pour les pauvres phtisiques ? A voir la reconnaissance qu'ils témoignent à l'Œuvre pour le peu que lui permet ses ressources, on imagine le bien qui serait accompli, si l'on pouvait ajouter aux médicaments, la nourriture et l'air pur, *pabulum vitæ*.

Aucun de mes collègues ne me démentira, si je dis que ce qu'ils apprécient le plus dans les médicaments du Dispensaire, ce sont les fruits pectoraux, le vin de quina, et l'élixir de Garus. En réalité ce sont plutôt des aliments. Leur joie est complète si nous pouvons leur donner un bon de lait ou un bon de viande.

Si nous croyons devoir ajouter à la prescription, une liqueur arsenicale, de l'huile de morue, ou des capsules de créosote du hêtre, ces drogues sont généralement mal supportées et le malade nous prie de les lui supprimer.

Je tiens grand compte, pour ma part, de ces répugnances. Il est vrai que j'y suis poussé par la mince confiance que j'accorde à la valeur de ces médicaments, et la conviction que la première indication de la thérapeutique de la phtisie pulmonaire, c'est de respecter l'intégrité des fonctions digestives.

Tel qu'il est, le bienfait de l'assistance à domicile est appréciable pour les malheureux phtisiques ; les hôpitaux les repoussent souvent, les chefs de service étant persuadés que ces malades se trouvent encore mieux où ils sont, qu'internés dans leurs salles. Mais que serait-ce si nous pouvions leur donner aussi l'air pur de la campagne ?

La charité privée a déjà fait des merveilles à Lyon. Une lacune à combler, c'est un asile pour les poitrinaires.

Depuis 1881, Paris a l'asile de Villepinte, pour les jeunes filles, sous la direction des Sœurs de Marie-Auxiliatrice. Cette œuvre admirable ne se contente pas de donner asile aux malades que refusent les hôpitaux encombrés, elle accueille aussi les toutes petites filles tuberculisables, qui ont hérité de leurs parents la fatale prédisposition. L'établissement est entouré d'un parc et de jardins, d'une étendue de onze hectares.

Aux bonnes âmes que tourmente le génie du bien, je signale l'asile de Villepinte. La médication y est à peu près nulle. Suivant l'heureuse expression de M. Maxime du Camp : la cuisinière en chef, c'est le médecin. Au contraire du préteur antique, le médecin doit s'inquiéter des moindres choses.

Nourriture substantielle, air aussi pur que possible et fréquemment renouvelé, propreté exquise et de tous les instants : tel est le programme de l'asile, et j'ai la certitude que s'il est minutieusement suivi, tout le bien possible y est accompli.

Une ville de 430,000 âmes, comme Lyon, est une infatigable *usine* de phtisiques, de par ses loges de concierge et ses logements insalubres, de par l'étroitesse des rues et la rumination de l'air, de par la pénurie de l'eau d'arrosage et le peu de propreté conséquent de ses rues et de ses égouts. On peut être assuré, que même en n'étant ouvert qu'aux jeunes filles, un asile dans le genre de celui de Villepinte ne chômerait pas.

Tous les médecins ont pu lire, dans les comptes rendus du dernier Congrès de la tuberculose, la communication de M. Léon Petit. Je transcris, ici, à l'usage du lecteur non médecin, le résumé de cette communication intéressante, tel que je le trouve dans la « Médecine moderne ».

Œuvre d'Ormesson. — *Dispensaires, hôpitaux, colonies sanitaires pour les jeunes tuberculeux.*

M. Léon Petit avait annoncé au dernier Congrès la fondation d'un hôpital spécial et gratuit pour les enfants tuberculeux. Aujourd'hui, l'œuvre d'Ormesson est établie, et il vient au nom de son comité d'organisation rendre compte de son fonctionnement.

L'hôpital d'Ormesson a débuté à la fin de 1888 avec douze lits : aujourd'hui, il en compte cent. Les pavillons qui le composent réalisent l'idéal de l'hygiène et de l'économie : la journée de malade revient au prix modique de 1 fr. 40.

L'administration de l'hôpital est faite par un Comité constitué de hautes sommités médicales de Paris ; les médecins sont les seuls administrateurs et les maîtres de l'hôpital, ce qui est déjà un progrès sensible.

Une Société financière et un comité de dames patronnesses s'occupent des questions financières.

Tous les malades qui désirent entrer à l'hôpital d'Ormesson s'adressent à un dispensaire qui se trouve à Paris ; là, une sélection s'opère entre les malades qui peuvent être traités sur place et les enfants dont la maladie ou la misère force l'entrée à l'hôpital. Ceux-là seuls sont envoyés à Ormesson.

Grâce à la libéralité d'un généreux donateur, on a pu créer non pas un service, mais un hôpital d'isolement de 25 lits pour les maladies contagieuses.

Bientôt enfin, la Société sera propriétaire d'un terrain sur la Méditerranée, où on enverra les enfants se régénérer à l'air marin.

La grosse question, qui s'est posée, comme à tous ceux qui s'occupent de l'enfance tuberculeuse, c'est de savoir quoi faire d'un enfant, guéri par un séjour prolongé dans l'établissement. Le rendre à sa famille? et s'il n'en a pas! le rendre à la ville, et la misère détruira tout le bien obtenu.

Il faudrait plus, et arriver à supprimer la misère ; voici la solution que l'on a acceptée : Les enfants se laissent plus facilement diriger que des adultes ; on peut les orienter vers une profession, qui convienne à leur santé, et les tienne éloignés de la ville.

On a ainsi pensé qu'une ferme, une sorte de colonie agricole établie au centre de la France, dans un climat parfait, comblerait le desideratum en occupant à leur sortie de l'hôpital les enfants. Là, ils pourraient travailler selon leurs forces, et on obtiendrait ce résultat envié, de voir des tuberculeux guéris par la charité, et travaillant pour rendre à la charité le bien qu'ils en ont reçu.

Avant quelques semaines d'ici, le projet sera mis à exécution et il espère qu'à l'époque du prochain Congrès cette œuvre sera définitivement constituée.

Voilà encore un nouveau prodige de la charité privée.

En terminant, j'émets le vœu qu'un généreux millionnaire me lise et m'entende.

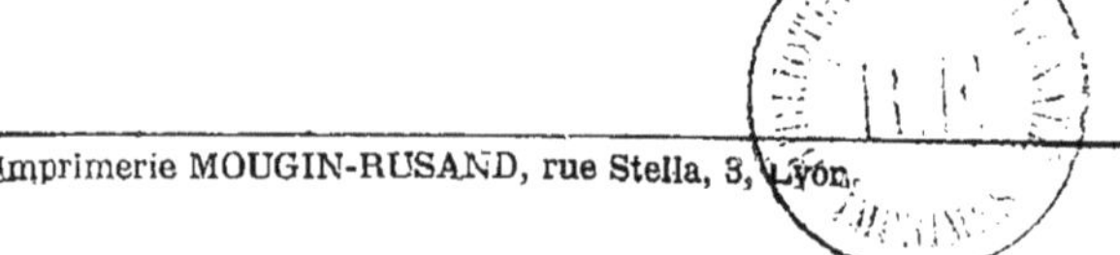

Imprimerie MOUGIN-RUSAND, rue Stella, 3, Lyon.

279

www.ingramcontent.com/pod-product-compliance
Ingram Content Group UK Ltd.
Pitfield, Milton Keynes, MK11 3LW, UK
UKHW021202230726
13926UKWH00001B/266